Blutdruck senken:

BLUTDRUCK NATÜRLICH SENKEN:

MIT NATÜRLICHEN METHODEN.

OHNE MEDIKAMENTE

Inhaltsverzeichnis

Einleitung 2

Kapitel 1: Der Blutdruck 6

Kapitel 2: Natürliche Methoden zur Senkung des Bluthochdrucks 18

Kapitel 3: Die richtige Ernährung 29

Kapitel 4: Hausmittel zur Senkung des Bluthochdrucks 42

Kapitel 5: Die Möglichkeiten der Alternativen Medizin 49

Kapitel 6: Homöopathische Mittel zur Senkung des Bluthochdrucks 54

Kapitel 7: Alternative Verfahren zur Senkung des Bluthochdrucks 59

Kapitel 8: Natürliche Hausmittel zur Senkung des Bluthochdrucks nach Kneipp 64

Kapitel 9: Zusammenfassung 69

Schlusswort 72

Quellen 74

Impressum...76

EINLEITUNG

Bluthochdruck ist eine in unserer Gesellschaft mittlerweile weit verbreitete Krankheit. In Europa sind von dieser Gefäßkrankheit etwa 50 Prozent der Menschen betroffen, die Dunkelziffer liegt mutmaßlich um einiges höher. Es gibt dementsprechend unzählige gut wirkende den Bluthochdruck senkende Medikamente auf dem pharmazeutischen Markt. Aber nicht jeder Patient, der an Bluthochdruck leidet, verträgt diese synthetisch hergestellten Medikamente gleich gut. Immer mehr Menschen sehnen sich nach einer natürlichen Behandlungsweise ihres Bluthochdrucks, die im Einklang mit den Bedürfnissen des Körpers steht, keine belastenden Nebenwirkungen aufweist und gänzlich frei von Toxinen ist.

Behandlungsmethoden auf naturheilkundlicher Basis liegen im Trend und das aus gutem Grund: die Natur hält unglaublich viele Mittel und Wege bereit um Krankheiten natürlich, schonend und im Einklang mit dem eigenen Körper und der Umwelt effektiv zu behandeln.

Bluthochdruck ist eine sich einschleichende Krankheit, die meist nicht sofort erkannt wird. Bei regelmäßigen Vorsorgeuntersuchungen durch denArzt werden die Blutdruckwerte gemessen und so kann Bluthochdruck früh erkannt und behandelt werden. Leider gehen immer weniger Menschen zu den Vorsorgeuntersuchungen und somit wird Bluthochdruck schlimmstenfalls spät oder nie diagnostiziert. Auch gewöhnen sich viele Menschen an die Symptome der Krankheit, da diese in einem schleichenden Prozess auftreten und auch den Umständen des

Alters oder anderen Krankheiten zugeschrieben werden können. Meist leiden ältere Menschen unter Bluthochdruck.

Vor rund 20 Jahren gab es viel weniger Menschen mit Bluthochdruck, was auf die veränderte Lebensweise zurückzuführen ist.

In diesem Buch wirst du einige natürliche Methoden zur schonenden Senkung des Bluthochdrucks kennen lernen. Als Basis wirst du einiges über die Körperfunktionen und Wirkungsweisen der verschiedenen natürlichen Stoffe im Körper erfahren, um so deinen Körper, deine Krankheit und die natürliche Behandlung deiner Krankheit besser verstehen und einschätzen zu können.

Mit den grundlegenden Informationen in diesem Buch kannst du dein Leben so umgestalten, dass du keine chemischen Mittel zur Senkung deines Bluthochdrucks mehr benötigst. Die alternativen Therapiemöglichkeiten in diesem Buch können dir temporär bei der Regulation des Bluthochdrucks helfen. Langfristig wirst du durch eine ausgewogene und gesunde Ernährung die Abläufe in deinem Körper so optimieren, dass du auf blutdrucksenkende Medikamente verzichten kannst.

Es wirddringend geraten, dass du jegliche natürliche Behandlungsmethode mit deinem behandelnden Arzt absprichst.

Kapitel 1: Der Blutdruck

Der Blutdruck jedes Menschen variiert abhängig von Alter, Tageszeit, Emotionen und Aktivität. Ein durchschnittlicher gesunder Blutdruck liegt bei 140/90. Dies ist allerdings nur ein Richtwert und kann durch viele äußere Faktoren beeinflusst auch höher oder niedriger liegen, ohne dasszwingend eine Erkrankung vorliegen muss. Junge Menschen haben meist einen niedrigeren Blutdruck als Senioren. Der Übergang von temporär hohem Blutdruck zu dauerhaft hohem Blutdruck verläuft in den meisten Fällen schleichend und ist deshalb nicht immer sofort als Krankheit zu diagnostizieren. Beim Messen des Blutdrucks werden der diastolische Blutdruck und der systolische Blutdruck gemessen. Vor dem Messen des Blutdrucks beim Arzt sollte der Patient mindestens 15 Minuten im Wartezimmer zur Ruhe kommen, um eventuelle Einflüsse auf den Blutdruck durch schnelles Gehen, Treppensteigen, Aufregung oder andere Anstrengungen und Emotionen zu vermeiden. Um eine exakte Blutdruckmessung vorzunehmen ist eine konstante Beobachtung des Blutdrucks über 24 Stunden notwendig, um blutdrucksteigernde Einflüsse wie Kaffee, Aktivitäten und Emotionen herauszufiltern und den natürlichen Druckwert des Blutes herauszufinden. Fachlich korrekt wird der Bluthochdruck Hypertonie genannt.

Blutdruck beschreibt eigentlich sehr simpel, was im Körper passiert: Das Blut wird viel schneller als normal durch die Adern gepumpt. Dies kann lange Zeit ohne Symptome geschehen, weswegen die Krankheit meist viel zu spät entdeckt wird. Auch ist vielen Betroffenen nicht klar, welche verheerenden Auswirkungen ein langfristig hoher Blutdruck haben kann.

Der systolische Blutdruck zeigt den arteriellen Druck beim Austritt des Blutes aus der linken Herzkammer. So wird die Druckwelle gemessen, die durch das Austreten des Blutes aus der Herzkammer in die Aorta entsteht. Von dort aus fließt das Blut dann in den gesamten Körper. Der durchschnittliche gesunde Wert liegt bei 120 bis 140mmHG.

Der diastolische Blutdruck zeigt den Druckwert beim Füllen des Herzmuskels mit Blut. Idealerweise liegt der diastolische Blutdruck niedriger als der systolische Blutdruck und sollte zwischen 80 und 90mmHg betragen. Liegt dieser Wert höher hat dies einen negativen Einfluss auf das Herz-Kreislauf-System und Schlaganfälle, eine gestörte Funktion der Nieren und

Sklerose können daraus resultieren. Jährlich sterben in Deutschland rund 400.000 Menschen an einer Herz-Kreislauf-Erkrankung.

Bei erhöhtem Blutdruck muss das Herz dauerhaft mit Höchstleistung arbeiten. Das menschliche Herz ist auf eine dauerhafte Maximalbelastung nicht ausgelegt. Wenn das Herz über einen längeren Zeitraum übermäßig belastet wird, verdicken sich die Wände der linken Herzkammer und der Herzmuskel kann nicht mehr ausreichend mit Blut versorgt werden. In gravierenden Fällen führt dies zu einem kompletten Versagen des Herzens, da es nicht mehr ausreichend mit Sauerstoff und Nährstoffen über das Blut versorgt werden kann.

Diese Verdickung des Herzmuskels kann zu einer Schwäche des Herzmuskels, Herzinfarkten, Schlaganfällen,

Nierenversagen und Durchblutungsstörungen führen.

Ein dauerhaft erhöhter Blutdruck schädigt nicht nur das Herz, sondern hat auch eine verheerende Wirkung auf das gesamte Herz-Kreislauf-System. So verkalken die Gefäße. Dies bedeutet, dass Ablagerungen durch das Hormon Angiothensin an den Gefäßwänden zu einer Verdickung führen und dies im schlimmsten Falle ineiner Verschließung der Gefäße und daraufhin in einerHemmung der Blutzufuhr resultieren kann. Die Verkalkung von Gefäßen in Folge eines langanhaltenden Bluthochdrucks kann tödlich enden.

Für die Therapie ist die Erörterung der durch den Bluthochdruck entstandenen Schäden im Körper, das Bestehen anderer Krankheiten und der Blutfettwerte von enormer Wichtigkeit. Meistens werden Medikamente wie ACE-Hemmer, Beta-

Blocker oder AT1-Antagonisten verschrieben. Diese Medikamente können unerwünschte und belastende Nebenwirkungen verursachen. Medikamente wirken nie nur lokal, sondern haben auch auf den restlichen Körper Auswirkungen. So erhöht die Einnahme des ACE-Hemmers beispielsweise das Risiko für Brustkrebs.

Oftmals können Ärzte die Ursachen für den Bluthochdruck nicht feststellen und dementsprechend werden nur die Symptome behandelt.

Ursachen für einen erhöhten Blutdruck

Neben genetisch bedingter Anfälligkeit gibt es noch eine Reihe äußerer Faktoren, die einen erhöhten Blutdruck begünstigen. Wenn innerhalb der Familie schon ein oder mehrere Menschen Probleme mit der Stabilisierung des Blutdrucks haben oder hatten ist das Risiko für Nachkommen an Blutdruckerkrankungen zu leiden erhöht. Äußere Faktoren, wie eine für den Körper nicht artgerechte, sondern belastende Ernährung mit Fast Food, industriell stark verarbeiteten Lebensmitteln und stark zuckerhaltigen Getränken können eine Erhöhung des Blutdrucks begünstigen oder auslösen. Auch eine übermäßige Salzzufuhr, wenig Bewegung, der Konsum von Alkohol und Tabak beeinflussen den Blutdruck negativ.

Eine nicht behandelte, nicht richtig eingestellte oder nicht erkannte Diabetes-Krankheit kann sich negativ auf den Blutdruck auswirken.

Das in den Nebennieren produzierte Hormon Aldosteron ist für die Stabilisierungdes Kochsalzhaushaltes verantwortlich. Falls die Produktion des Hormons gestört ist und mehr als notwendig produziert wird hat dies zur Folge, dass weniger Natrium ausgeschieden wird und somit mehr Flüssigkeit im Körper verbleibt. Darauf reagiert der Körper mit Bluthochdruck.

Es wird vermutet, dass der Pilz Candida Albicans, eine Ursache für erhöhten Blutdruck ist. Die Stoffwechselprodukte des Pilzes lagern sich im Blut ab, verdicken dieses und somit ist ein erhöhter Blutdruck nötig, um das verdickte Blut durch den Körper zu pumpen. Der Candida Pilz besiedelt vor allem die Schleimhäute des Körpers, bei einem starken Befall breitet sich der Pilz jedoch bis ins Blut aus.

Viele der an Bluthochdruck erkrankten Menschen sind übergewichtig. Etwa jeder zweite Mensch in Deutschland ist übergewichtig und eine Studie aus dem Jahr 2014 bestätigt, dass Deutsche noch nie so dick waren wie heute. Schuld daran ist zumeist eine für den Körper belastende Ernährungsweise kombiniert mit wenig körperlicher Betätigung. Unsere frühsten Vorfahren bauten sich für den harten Winter eine Fettschicht auf, um in Zeiten rarer Nahrungsmittel nicht zu verhungern. Heutzutage besteht ein tägliches Überangebot von Nahrungsmitteln, was nicht unbedingt schlecht sein muss, jedoch konsumieren Menschen heute mehr Kalorien als sie durch körperliche Betätigung verbrennen, was zu einem dauerhaften Ansammeln an Fettreserven führt. Die Folge ist, dass unglaublich viele Menschen übergewichtig sind. Dies belastet die Organe, die Gelenke und die Gefäße. Das Herz muss Höchstarbeit leisten und steht unter dauerhaftem Stress, um all das überschüssige Fett mit Sauerstoff zu versorgen, dies führt letztendlich zu

Bluthochdruck. Bei Übergewicht wird eine Vorstufe des Hormons Angiotensin produziert, was für eine Verengung der Gefäße durch Ablagerungen und somit der Erhöhung des Blutdrucks verantwortlich ist.

Aber ab wann kann man von Übergewicht sprechen? Die Berechnung des BMI, Body-Mass-Index, gibt Auskunft über das Verhältnis von Körpergröße und Körpermasse. Im Internet gibt es viele kostenlose BMI-Rechner, aber mit der Formel Körpergewicht geteilt durch das Quadrat der Körpergröße ist der BMI auch leicht so auszurechnen. Man kann sich an einem optimalen BMI von 55 bis 72 bei einer Körpergröße von 1,70 Metern orientieren.

Um Übergewicht abzubauen reicht es klein anzufangen: Wasser und ungesüßten Tee trinken statt zuckerhaltige Softdrinks, Süßigkeiten nur in Maßen genießen, drei

Hauptmahlzeiten (Frühstück, Mittagessen, Abendessen) und zwei Snacks (Vormittag und Nachmittag) einnehmen um Heißhungerattacken zu vermeiden. So bleibt der gefürchtete „Jo-jo-Effekt" aus. Der Jo-jo-Effekt beschreibt das Einlagern von Fett nach dem Erreichen des Wunschgewichts durch eine radikale Diät. Um dies zu vermeiden ist es sinnvoll keine radikale Diät zu machen, sondern ungesunde Ernährungsmuster nach und nach zu verändern, sodass der Körper nicht in eine Stresssituation gerät und eine langfristige Basis für ein gesundes Körpergewicht geschaffen wird. Der Blutdruck wird nicht sofort bei einer Gewichtsabnahme sinken, da der Körper eine gewisse Zeit braucht um alle Körperprozesse umzustellen und sich an die neue Situation zu gewöhnen. So ist es sinnvoll neue Gewohnheiten und

Verhaltensweisen schonend einzuführen und zu etablieren.

KAPITEL 2: NATÜRLICHE METHODEN ZUR SENKUNG DES BLUTHOCHDRUCKS

In diesem Kapitel erfährst du vier Methoden wie du deinen Bluthochdruck ganz ohne Medikamente senken oder Bluthochdruck vermeiden kannst.

Das Hormon Oxytocin

Das Hormon Oxytocin wird auch das Wohlfühlhormon genannt. Die Ausschüttung des Hormons senkt den Blutdruck und den Cortisolspiegel. Das Hormon Oxytocin wird vor allem bei körperlichem Kontakt mit geliebten Menschen ausgeschüttet und ist für die reibungslosen Abläufe im Körper unersetzlich.

Die körperliche Betätigung

Unsere Vorfahren haben sich deutlich mehr körperlich angestrengt als wir heutzutage. Unser Körper ist darauf ausgerichtet tagtäglich belastet zu werden. Für die optimale Sauerstoffversorgung, den Stoffwechsel und die Zellerneuerung ist Sport ein wichtiger Faktor. Ein schonendes muskelaufbauendes Krafttraining unterstützt die Körperfunktionen. Aber auch die Treppe statt den Aufzug oder das Fahrrad statt dem Auto zu nutzen macht einen Unterschied für deine Gesundheit! Tägliche Spaziergänge sind schon ein guter Grundstein für eine regelmäßige körperliche

Betätigung. Auch kann durch Sport Übergewicht abgebaut werden, was neben einem positiven Effekt auf den Körper auch eine enorm positive und motivierende Wirkung auf die Psyche hat.

Vor allem das lange Sitzen im Büro am Schreibtisch ist ein alltäglicher Feind des Idealgewichts. Sitzen baut nicht nur kein Fett ab, sondern schädigt auf Dauer dieHalswirbelsäule, was zu Kopfschmerzen, sowie Schmerzen im Rücken- und Nackenbereich führt. Um im Büroalltag genügend Bewegung zu bekommen ist es sinnvoll mit dem Fahrrad zum Büro zu fahren und in der Mittagspause einen kleinen Spaziergang einzulegen. Das entlastet nicht nur den Körper, sondern auch die Psyche!

Der Körper ist dazu konzipiert regelmäßig bewegt zu werden. Unsere frühsten

Vorfahren mussten sich für den Erwerb von Lebensmitteln körperlich betätigen, heute gehen wir einfach in den Supermarkt um die Ecke. Auch gab es vor 100 Jahren noch wesentlich weniger Verkehrsmittel als heute, heute setzten wir uns einfach in den Bus oder ins Auto. Also fehlt dem Körper ein wichtiger Faktor für einen geregelten Stoffwechsel. Im schlimmsten Fall können durch die langfristige Unterbelastung Muskeln abgebaut werden. Es ist absolut unschädlich mal einen Abend auf der Couch zu verbringen und die meisten Menschen benötigen auch keinen täglichen Hochleistungssport oder tägliche Besuche im Fitnessstudio um dem Körper genügend Bewegung zu bieten. Oftmals reichen ein ausgedehnter Spaziergang und kleinere Veränderungen im Alltag. Grundlegend wichtig für die körperliche und geistige

Leistungsfähigkeit ist es allerdings, sich wirklich regelmäßig zu bewegen!

Ein interessantes Gadget ist beispielsweise ein Schrittmesser, der Schritte und zurückgelegte Kilometer zählt. Dazu bedarf es kein externes Gerät, heutzutage kann eine entsprechende App auf jedes Smartphone heruntergeladen werden. Schon 10.000 Schritte am Tag verlängern unser Leben haben Forscher herausgefunden. Vielleicht kann dir ein Schrittmesser helfen dieses Ziel zu erreichen? Wichtig ist, dass die Muskeln gleichmäßig und regelmäßig gefordert werden. Neben spazieren gehen ist schwimmen eine optimale Möglichkeit sich sportlich zu betätigen ohne die Gelenke übermäßig zu belasten.

Wenn dir körperliche Betätigung schwer fällt, denke daran, dass du dies für dich und deine Gesundheit tust und nicht für jemand anderen. Die ersten Wochen werden dir sicherlich schwer fallen, aber sobald die neuen Gewohnheiten Teil deines Alltags geworden sind, wird es dir nicht mehr schwer fallen dich morgens aufs Fahrrad zu schwingen, statt ins Auto zu setzen. Du wirst die tollen Effekte auf deinen Körper und deinen Geist schon nach wenigen Tagen und Wochen bemerken!

Stress vermeiden

Unsere heutige Lebensweise ist vor allem mit jeder Menge Stress verbunden. Ob Alltagsstress oder Freizeitstress, Ruhe ist Mangelware. Dabei ist psychischer und physischer Stress äußerst schädlich für den Körper, wie Studien belegt haben. Bei einer zu hohen Stressbelastung werden die Hormone Adrenalin und Cortisol ausgeschüttet, die einen negativen Einfluss auf den Blutdruck haben können. Es ist also äußerst wichtig sich hin und wieder eine Auszeit zu gönnen, um Körper und Psyche zur Ruhe kommen zu lassen. So kann Energie getankt werden und neue Aufgaben können mit viel Kraft und Entspannung bewältigt werden.

Zur Vermeidung von Stress ist die innere Einstellung zu äußeren Situationen ein entscheidender Faktor. Wenn es dauerhaft belastende Situationen in deinem Leben gibt, lohnt es sich, diese Situation durch eine Verhaltensänderung oder eine Einstellungsänderung weniger belastend zu gestalten.

Schon morgendlicher Stress vor der Arbeit lässt das Hormon Adrenalin entstehen, was den Blutdruck und Puls in die Höhe schnellen lässt. Dies ist oftmals nur der Auftakt zu noch mehr Stresssituationen im

Alltag. Eine 40-oder 60-Stunden Arbeitswoche ist für die allermeisten Menschen mehr belastend als gewinnbringend. Oftmals ist die Folge dieser unmenschlichen Überlastung Burn-Out oder andere psychische und physische Erkrankungen. Es ist elementar wichtig, sich Zeit für Dinge zu nehmen, die einem gut tun! Falls du erste Zeichen von Überbelastung wie Müdigkeit, Abgeschlagenheit, Motivationslosigkeit, häufige Erkältungen, Darmprobleme oder ähnliches an dir bemerkst, ist es höchste Zeit ungesunde Gewohnheiten zu ändern. Dies ist in einer Gesellschaft wo der Job und der Verdienst das Aushängeschild des Menschen schlechthin sind, natürlich nicht immer einfach. Sich klare Auszeiten zu nehmen und den Stress auf der Arbeit nicht mit nach Hause zu tragen sind allerdings keine

Privilegien, sondern ein gutes Recht zur Erhaltung deiner Gesundheit!

Es ist nicht immer einfach von Stresssituationen Abstand zu nehmen und wieder zur Ruhe zu kommen. Für Bluthochdruckpatienten bietet es sich nicht an nach der Arbeit noch schnell im Fitnessstudio vorbei zu fahren und dort durch intensives Training Stress abzubauen. Dies würde den Blutdruck noch weiter steigen lassen. Für Menschen mit Bluthochdruck empfiehlt es sich ausgedehnte Spaziergänge in der Natur zu unternehmen. Auch Yoga ist optimal für Bluthochdruckpatienten. Yoga fokussiert sich besonders auf die innere Ruhe, sowie ruhige und kontrollierte Bewegungsabläufe – also optimal um Bluthochdruck entgegenzuwirken. Auch Meditation, Progressive Muskelentspannung, Puzzeln und Lesen können beim Abbau von Stress hilfreich sein. Jeder Mensch hat ganz individuelle Bedürfnisse um Stress zu lindern.

Entspannung senkt den Blutdruck, stärkt das Herz und das Immunsystem. Die durch regelmäßige Entspannungsphasen gewonnene Lebensfreude hat einen nicht zu unterschätzenden positiven Effekt auf die gesamte körperliche Gesundheit. Ein erfülltes Leben ist also die beste Medizin.

Überflüssige Medikamente vermeiden

Die Einnahme von überflüssigen oder vielzähligen Medikamenten belastet den Körper auf mannigfaltige Weise. Neben der Belastung durch Toxine haben viele Medikamente eine den Blutdruck erhöhende Wirkung. Besonders Medikamente gegen rheumatische Beschwerden oder Schmerzmittel, die Antibabypille oder kortisonhaltige Medikamente erhöhen den Blutdruck. Hier ist ein Gespräch mit dem behandelnden Arzt über die Neueinstellung der Medikation sinnvoll.

KAPITEL 3: DIE RICHTIGE

ERNÄHRUNG

Der Konsum von Alkohol und Tabak wirkt in der Regel erhöhend auf den Blutdruck. Dementsprechend lohnt es sich das Rauchen aufzugeben und Alkohol nur in Maßen zu genießen.

Rauchen verkürzt nicht nur das eigene Leben, sondern hat auch schädliche Auswirkungen auf die Umwelt und Mitmenschen. Jede Zigarette enthält mehr als 5000 chemische Stoffe, die durch das Inhalieren in die Lunge und von dort aus direkt weiter ins Blutsystem gelangen. Über 90 dieser chemischen Stoffe sind krebserregend. Ein gesunder Körper kann sich gegen das Ausbreiten von Krebszellen schützen, ein durch äußere Einflüsse wie rauchen geschädigter Organismus kann sich nicht mehr gegen das Ausbreiten von Krebszellen schützen. So kann es zum Beispiel beiRauchern zu einer Erkrankung von Lungen-, Kehlkopf- oder Speiseröhrenkrebs kommen. Neben dieser gesundheitlichen Gefährdung sorgt das Nikotin jeder Zigarette für eine Erhöhung des Blutdrucks. Nikotin beschleunigt den Herzschlag und verengt die Blutgefäße. Die Chance durch Rauchen an dauerhaftem Bluthochdruck zu erkranken ist also hoch. Es ist daherratsam gerade als Bluthochdruckpatient gar nicht oder nur sehr minimiert zur Zigarette zu greifen. Auch geht eine Gefahr durch das sogenannte Passivrauchen aus. Durch das Passivrauchen bleiben chemische Stoffe, die für den Körper in höchstem Maße schädlich sind, in der Luft hängen und werden so beim Atmen direkt in die Lunge und in den Blutkreislauf aufgenommen. Für Bluthochdruckpatienten ist es also wichtig sich in einer rauchfreien Umgebung aufzuhalten.

Eine rauchfreie Umgebung schützt auch Kinder davor später selbst zur Zigarette zu greifen. Wie Wissenschaftler herausgefunden haben konsumieren Kinder aus Familien in denen geraucht wird als Erwachsene mit hoher Wahrscheinlichkeit auch Tabak. Einerseits beeinflusst von den rauchenden Eltern als Vorbild und dadurch, dass Zigaretten zum täglichen Familienleben gehörten. So werden schädliche Angewohnheiten von Generation zu Generation weitergetragen.

Sinnvoll für den Körper ist es das Rauchen nach und nach aufzugeben, um den Körper nicht mit einer plötzlichen gravierenden Umstellung zu belasten.

Eine für den Körper unterstützende Ernährung hat vor allem frische und unverarbeitete Lebensmittel zur Basis. Kräuter, Fisch, Fleisch, Vollkornprodukte, Gemüse, Obst und tierische Produkte sollten frisch, salzarm und möglichst nicht industriell verarbeitet konsumiert werden. Eine ausgewogene, frische und gesunde Ernährungsweise ist nicht nur förderlich für die Gesundheit des Herzens und der Gefäße, sondern lässt auch überschüssige Pfunde purzeln. Frische Lebensmittel versorgen deinen Körper mit allen Nährstoffen, die er für die Regeneration und Stabilisierungbenötigt, ohne ihn zu belasten. Lebensmittel in Bioqualität sind frei von schädlichen Pestiziden und Düngemitteln. Zusätzlich sollte auf synthetisch hergestellten Zucker, also Kristallzucker, verzichtet werden, da dieser Einfachzucker ein Nervengift ist und dementsprechend negative Auswirkungen auf den gesamten Körper hat. Am besten kann man sich an derfür den Menschen artgerechte Ernährungsweise wie „Paleo-Ernährung" orientieren. Diese Ernährungsweise bietet einen für den Menschen optimale Versorgung mit allen nötigen Nährstoffen ohne belastende Zusätze.

Die mediterrane Ernährung

Wer hohen Blutdruck hat muss noch lange nicht hungern oder auf leckeres Essen verzichten.

Vor allem die mediterrane Küche, auch Mittelmeerküche genannt, bietet eine Menge Rezepte, die für den Körper und den Blutdruck gut verträglich sind. Grundlage der mediterranen Küche ist Gemüse, welches aufgrund seiner vielfältigen Nährstoffe und Mineralien den Körper bei der Stabilisierung der Blutdruckwerte unterstützt. Mageres Fleisch wie Geflügel, an Stelle von tierischem Fett oder Wurst, senkt den Blutdruck gleichermaßen wie den Cholesterinspiegel im Blut.

Die Rezepte der mediterranen Küche enthalten viel Gemüse, wertvolle Öle mit gesunden Fetten, sowie mageres Fleisch und frischen Fisch. Gesundheitsschädigender Zucker oder ein Überkonsum von stark überzüchtetem und somit schädigendem Weizen ist nicht vorgesehen. Gerade der Konsum von frischem Fisch oder Meerestieren führt dem Körper eine lebenswichtige Dosis der Omega-3-Fette und Omega-6-Fette zu, welchefür die Stabilisierung des Immunsystems und des Herz-Kreislauf-Systems enorm wichtig sind.

Salz, Glutamat und Geschmacksverstärker

Die Aufnahme von maximal 6g Salz täglich unterstützt die Herzfunktion. Statt Salz können frische Kräuter zum Würzen der Speisen verwendet werden. Es ist also sinnvoll auf Lakritz zu verzichten, welches Salz im Körper ansammelt.

Die meisten industriell angefertigten Lebensmittel enthalten Geschmacksverstärker und große Anteile an Salz. Geschmacksverstärker sind größtenteils chemische Zusatzstoffe, die den Geschmack eines Lebensmittels intensivieren und die Lust auf mehr wecken sollen. Somit ist der Verkauf der Produkte der Lebensmittelindustrie gesichert, die Gesundheit der Konsumenten jedoch nicht. Es gibt zwei Arten von Geschmacksverstärkern: wirkliche Geschmacksverstärker und gemischte

Geschmacksverstärker. Die wirklichen Geschmacksverstärker sind die sogenannten E-Nummer-Zusatzstoffe und die gemischten Geschmacksverstärker sind eine Zusammensetzung verschiedenster Stoffe zur Intensivierung des Geschmacks. E-Nummer-Zusatzstoffe sorgen vor allem für eine längere Haltbarkeit, aufregende Farben und unnatürliche Geschmacksrichtungen. Diese Stoffe stehen in Verdacht Krankheiten wie Krebs auszulösen und sind alles andere als im Einklang mit den Bedürfnissen des menschlichen Körpers.

Glutamat ist ein weiterer Geschmacksverstärker, der häufig in Fertigprodukten zu finden ist. Dieser Stoff wirkt auf das menschliche Stammhirn ein und erzeugt eine Sucht. Obwohl die schädliche Auswirkung dieses Stoffes bereits erforscht und bekannt ist, wird er dennoch weiter eingesetzt. Der Körper entwickelt durch Glutamat gesteigerten Appetit vor allem auf glutamathaltige Lebensmittel. Langfristig schädigt Glutamat das Gehirn, wie Studien an Tieren herausgefunden haben. Des Weiteren wird es mit Erkrankungen des Herz-Kreislauf-Systems, Schlaganfällen, Gehirnschlägen, Bluthochdruck und Herzinfarkten in Verbindung gebracht. Dementsprechend ist es wichtig darauf zu achten, glutamathaltige Lebensmittel nicht zu konsumieren.

Es ist durchaus möglich sich von diesen Zusatzstoffen zu entwöhnen und die Geschmacksnerven wieder an natürliche Geschmäcker und gesunde Lebensmittel zu gewöhnen und diese dann letztendlich auch wieder zu genießen. Am sichersten lassen sich schädliche Zusatzstoffe durch eigenständige Zubereitung frischer Lebensmittel vermeiden. Gute Gerichte müssen nicht immer aufwendig sein! Und mit frischen Gewürzen lassen sich durchaus schmackhafte Variationen kreieren.

Welche Gewürze sind für Menschen mit Bluthochdruck geeignet?

Es gibt einige Gewürze, die den Bluthochdruck nachhaltig und erwiesenermaßen senken. Dazu gehören Knoblauch, Zwiebeln, Kardamom und Zimt. Einer Studie aus dem Jahre 1993 zu Folge haben Knoblauch und Knoblauchpräparate eine blutdrucksenkende Wirkung. Das in Zwiebeln enthaltene Antioxidans-Flavonol Quercetin senkt den Blutdruck nachweislich. Eine Studie im Jahr 2009 hat ergeben, dass schon 3g Kardamom täglich ausreichen, um den Blutdruck deutlich zu senken. Beim Verzehr von Zimt reichen schon 2g täglich. Der tolle Vorteil dieser Gewürze ist, dass sie keinerlei schädigende Nebenwirkung haben.

Eine basische Ernährung

Grundlegend hilfreich ist es auf eine basische Ernährung zu achten. Die heutigen Ernährungsroutinen bieten einen Überschuss an säurehaltigen Lebensmitteln, die den Blutdruck steigen lassen. Durch Messstäbchen aus der Apotheke lässt sich der pH-Wert des Körpers messen und der Säure-Basen-Haushalt des Körpers beobachten.

Industriell verarbeitete Lebensmittel

Ziel der industriell verarbeiteten Lebensmittel ist sicherlich nicht der Erhalt der Gesundheit, sondern ein möglichst hoher Umsatz der Lebensmittelindustrie. Wir sollten uns also zurück besinnen auf eine möglichst natürliche und artgerechte Ernährung für unser psychisches und physisches Wohl. Die meisten verarbeiteten

Lebensmittel locken mit ihren durch Geschmacksverstärker kreierten Geschmäckern, enthalten jedoch nur wenig von den lebenswichtigen Mineralien und Vitaminen.

Gerade Fast Food-Ketten, die sich in den letzten Jahren rasant ausgebreitet haben, bieten billiges Essen, dass schnell fertig ist. So spart man Zeit und Geld. Jedoch spart man so auch an seiner Gesundheit, denn Fast Food enthält keine verwertbaren Nährstoffe. So kommt es nach dem Essen schnell wieder zu Heißhungerattacken.

Der synthetisch hergestellte und zu vielen Fertigprodukten hinzugefügte Zucker bietet dem Körper gleichermaßen wie das Fast Food keine verwertbaren Nährstoffe. Hoher Zuckerkonsum behindert den Abbau von Fetten, was zu Übergewicht führt.

Übergewicht ist eine Ursache für Bluthochdruck.

Gesunde und ungesunde Fette

Sicherlich hast du schon einmal davon gehört, dass der Konsum von Fett sich negativ auf den Blutdruck auswirkt. Dies ist allerdings nur bedingt richtig, da das richtige Fett sich sogar positiv auf den Blutdruck auswirkt! Beispielsweise konsumieren die Menschen in subtropischen Gebieten eine Menge Olivenöl, was zum größten Teil aus gesättigten Fettsäuren besteht. In Europa nehmen die Menschen vor allem Fette mit einem hohen Anteil an ungesättigten Fettsäuren zu sich, was für die Gesundheit nicht zuträglich ist. Dies bedeutet, dass man auf Fette nicht verzichten muss und auch auf keinen Fall sollte – gute Fette sind eine tolle Basis für eine gesunde Ernährung!

KAPITEL 4: HAUSMITTEL ZUR

SENKUNG DES

BLUTHOCHDRUCKS

Es gibt einige Hausmittel die heilend auf den Körper einwirken. Diese Pflanzen und ihre Extrakte sind in Apotheken, Online-Shops, Reformhäusern und Bioläden erhältlich.

Alfafa

Alfafa wird auch Luzerne oder Schneckenklee genannt. Heimisch ist diese Pflanze in Europa, Mittelamerika und Australien. Die Heilpflanze senkt den diastolischen und den systolischen Wert des Blutdrucks und enthält nur sehr wenige Kalorien. Für Veganer ist sie aufgrund ihres hohen Eiweißgehalts ein tolles Lebensmittel. Neben einer großen Menge Eiweiß, enthält sie verschiedene Mineralstoffe und Chlorophyll, welches die Entgiftungsprozesse im Körper unterstützt. Alfafa gibt es frisch, als Kapseln und in Pulverform.

Apfelessig

Apfelessig hast du vermutlich sogar zu Hause! Er enthält eine hohe Dosis Kalium, welches dem Körper beim Ausscheiden von überschüssigem Kochsalz hilft, was eine Senkung des Blutdrucks bewirkt. Der Verzehr von einem Teelöffel Apfelessig täglich kann schon positive Auswirkungen auf den Blutdruck haben.

Ackerschachtelhalm

Der Ackerschachtelhalm ist auch als Zinnkraut bekannt. Die Mineralstoffe Kalzium, Kalium, Mangan, Eisen und Magnesium, sowie Kieselerde sindin der Pflanze enthalten. Ackerschachtelhalm gibt als Saft, getrocknet oder in Kapselform.

Arganöl

Arganöl wird aus den gerösteten Samenplättchen des in Marokko beheimateten Arganbaums gewonnen. Die Inhaltsstoffe der Samen sind unter anderem Fettsäuren, Phytosterine und Tocopherol (entspricht Vitamin E), welche dem Körper beim Senken des Blutdrucks helfen. Arganöl ist primär in Tablettenform erhältlich.

Arnika

Arnica Montana wirkt krampflösend und unterstützt die Regulation des Kreislaufs. Die Pflanze wirkt erweiternd auf die Gefäße ein, weswegen sie bei Durchblutungsstörungen, Erkrankungen des Herz-Kreislauf-Systems und Gefäßkrämpfen eingesetzt wird. Arnika ist als Tropfen oder Globulis erhältlich.

Artischocken

Artischocken werden in warmen Gegenden Amerikas und im Mittelmeerraum angebaut. Das Diestelgewächs enthält den Bitterstoff Cynarin, der den Stoffwechselprozess der Leber und Galle unterstützt. So kann kein weiteres Cholesterin in der Leber angesammelt werden, was sich begünstigend auf den Blutdruck auswirkt. Artischocken sind in vielfältiger Form erhältlich: als Tee, Gemüse, Trockenextrakt, Tinktur, in Kapseln und Dragees.

Basenpulver

Wie schon beschrieben ernähren die meisten Menschen sich von stark säurehaltigen Lebensmitteln. Basenpulver, Basenkapseln oder Basentabletten lösen überschüssige Säuren im Körper durch die Bindung der Säuren auf und stellen somit wieder die Balance des Säure-Basen-Haushalts im Körper her. Dies wirkt sich positiv auf den Blutdruck aus.

Bärlauch

Bärlauch ist in ganz Europa beheimatet. Die im Frühjahr geernteten Blüten und die im Sommer und Herbst geernteten Zwiebeln der Pflanze enthalten Fructate, Vitamine, Fermente, Uteruswirkstoffe und ätherische Öle. Neben der Verwendung in Salat, Soßen, Kräuterpasten und als Gemüse ist Bärlauch auch in getrockneter Form erhältlich.

Blutorangen, Trauben, Tomaten, Rote Beete

Blutorangen enthalten genauso wie Trauben, Tomaten und Rote Beete eine Menge an Vitaminen, Folsäure, Beta-Carotin und sekundären Inhaltsstoffen, die blutdrucksenkend wirken.

Hämatogene Oxidationstherapie

Diese Therapieform ist relativ neu entwickelt. Hierbei wird dem Patienten Blut entnommen und durch eine fotochemische Methode mit Sauerstoff und UV-Strahlung angereichert. Anschließend wird dem Patienten das angereicherte Blut wieder eingeführt, was eine Senkung des Blutdrucks mit sich führt.

Schüssler-Salze

Die Wirkung von Schüssler-Salzen ist bis heute nicht wissenschaftlich belegt. Dennoch greifen viele ganzheitlich therapierende Heilpraktiker auf Schüssler-Salze zurück, da diese Medikamente gänzlich frei von Nebenwirkungen sind.

KAPITEL 5: DIE MÖGLICHKEITEN DER ALTERNATIVEN MEDIZIN

Die traditionelle chinesische Medizin, auch TCM genannt, hat seit Jahrhunderten bewährte Heilmethoden. Diese Heilmethoden behandeln immer den Menschen als Ganzes, nie ein Symptom allein. Auch in deiner Nähe gibt es bestimmt Ärzte, die nach traditionellen chinesischen Heilmethoden arbeiten und Bluthochdruck ganz schonend und risikofrei senken können. Im Folgenden werden drei bekannte und effektive Methoden der traditionellen chinesischen

Medizin vorgestellt. Diese Methoden werden für vielfältige Beschwerden eingesetzt und verbessern die Gesamtsituation des Körpers. Neben diesen drei vorgestellten Methoden hält die traditionelle chinesische Medizin natürlich noch viele weitere Behandlungsmöglichkeiten bereit.

Die Akupunktur

Die wohl bekannteste Heilmethode der traditionellen chinesischen Medizin ist die Akupunktur-Behandlung. Diese Methode wird seit über 3000 Jahren in China praktiziert. Bei der Akupunktur werden kleine Nadeln in Triggerpunkte am ganzen Körper gestochen. Dies ist meist schmerzfrei und stimuliert den Energiefluss und die Funktion der mit diesen Triggerpunkten durch Nerven verbundenen Organe oder Bereiche. So wird die Lebensenergie durch die Laufbahnen, die sogenannten Meridiane, durch den Körper gelenkt. Es gibt rund 336 Akupunkturpunkte, durch die die Laufbahnen der Lebensenergie wieder ins Gleichgewicht gebracht werden können.

Viele Menschen haben Angst vor der Behandlung mit Nadeln. Allerdings sind die Akupunktur-Nadeln sehr klein und so fein, dass in der Regel keine Schmerzen zu spüren sind. Nach dem Einstich kann ein leichtes Brennen zu spüren sein, dass sich in eine wohlige Wärme verwandelt.

Auch für Kinder ist diese Behandlungsform geeignet.

Für Patienten mit Bluthochdruck empfiehlt sich eine Akupunkturbehandlung an der Innenseite der Handgelenke. Diese Bereiche stimulieren die Freisetzung von Botenstoffen im Gehirn, die zur Regulierung des Herz-Kreislauf-Systems dienen und beruhigend auf den Blutdruck wirken. Die Wirksamkeit einer längerfristigen Akupunkturbehandlung gegen Bluthochdruck ist in Studien belegt worden. Wichtig ist, sich regelmäßigen Akupunkturbehandlungen zu unterziehen, damit die gewünschte Wirkung nicht nachlässt.

Eine Akupunktur-Sitzung dauert ungefähr eine Stunde. Dabei verbleiben die Nadeln 20 bis 30 Minuten in der Haut. Auch bei dieser Behandlungsform ist steriles Arbeiten enorm wichtig. Grundlegend ist, sich während der Behandlung zu entspannen, da sonst keine heilende Wirkung erzielt werden kann.

Die Moxibustion

Bei der Moxibustion sorgt die Verbrennung von getrockneten Fasern der Beifuß-Pflanze auf den Innenflächen der Handgelenke für eine Optimierung des Herz-Kreislauf-Systems und des Blutdrucks.

Die Akupressur

Wie bei der Akupunktur liegen die Innenseiten der Handgelenke mit der Pulsader im Fokus der Behandlung. Jedoch wird bei der Akupressur mit Druck, statt mit Nadeln gearbeitet. Durch die Ausübung von Druck auf die Innenseiten der Handgelenke werden das Herz-Kreislauf-System und der Blutdruck positiv beeinflusst.

KAPITEL 6: HOMÖOPATHISCHE MITTEL ZUR SENKUNG DES BLUTHOCHDRUCKS

Der deutsche Arzt Samuel Hahnemann lebte von 1755-1843 und ist Begründer der Homöopathie. Damals diente diese alternative Medizinversorgung vor allem der kostengünstigen Behandlung der breiten Bevölkerung, jedoch hat sich diese Form der Medizin aufgrund ihrer Wirksamkeit etabliert und wird auch heute noch verwendet. Im Jahr 1776 veröffentliche Samuel Hahnemann das erste Buch der Homöopathie, welches die Diskussion um die verschiedenen medizinischen Wirkungsweisen von homöopathischen und schulmedizinischen Medikamenten entfachte. Für die Entstehung des Werkes führte Samuel Hahnemann einige erfolgreiche Selbstversuche durch. Die homöopathischen Mittel aktivieren im Einklang mit der Natur die körpereigenen Abwehrkräfte.

Die Wirkung der homöopathischen Mittel ist durchaus umstritten. Nicht jeder ist von der heilenden Wirkung der Homöopathie überzeugt. Homöopathische Mittel sind in jeder Apotheke erhältlich. Ein klarer Vorteil dieser Medikamente ist, dass sie frei von chemischen Zusatzstoffen und Nebenwirkungen sind. Die Medikamente sind meist in Form von Globuli, kleinen Kügelchen, erhältlich. Es ist unmöglich diese übermäßig zu dosieren und sie sind für Kinder, Erwachsene und Tiere gleichermaßen anzuwenden. Skeptiker der

Homöopathie sehen gerade darin die Unwirksamkeit dieser Medikamente. Skeptiker der Schulmedizin hingegen argumentieren, dass eine Überdosierung der synthetisch hergestellten chemischen Medikamente zum Tode führen kann und eine langfristige Einnahme von geringen Dosen schädigende Auswirkungen auf den Körper haben.

Die homöopathischen Globuli bestehen zu 95 Prozent aus Rohrzucker und der eigentliche Wirkstoff befindet sich auf der Hülle.

Die Homöopathie bietet einige Mittel um Bluthochdruck zu senken. Da jeder Mensch individuelle Symptome, Begleiterkrankungen und variierende Einschränkungen bei Bluthochdruck erfährt, ist die homöopathische Behandlungsform für jeden Menschen individuell. Der Einsatz von homöopathischen Mitteln sollte grundsätzlich mit einem homöopathisch behandelnden Arzt abgesprochen werden.

Homöopathische Mittel bekämpfen nicht die auftretenden Symptome, sondern signalisieren dem Körper durch das Wirken in einem bestimmten körperlichen Bereich eine Dysfunktion, was die Bildung von körpereigenen Abwehrkräften aktiviert. So kann der Körper auf einfühlsame und natürliche Weise wieder in Einklang mit sich selbst gebracht werden.

Beispielsweise wird eine Weißdorn-Essenz, auch Crataegus genannt, zur Linderung von Kurzatmigkeit, Schwächegefühl und Stress, sowie der Senkung des Bluthochdrucks eingesetzt. Bei der Begleiterscheinung von drückenden oder klopfenden Kopfschmerzen bei Bluthochdruck wird eine Essenz aus der Mistel mit weißen Beeren, Viscum album genannt, verschrieben. Falls neben dem

Bluthochdruck Symptome wie Ohrensausen, rotes Gesicht und Kopfschmerzen auftreten wird die Einnahme einer Arnika-Essenz empfohlen. Eine Essenz aus Eisenhut, Aconitum, wird bei Bluthochdruck mit Angst, plötzlichem Herzklopfen und Unruhe eingesetzt. Falls hämmernde oder extrem starke Kopfschmerzen als Begleiterscheinung zum Bluthochdruck auftreten wird die Einnahme einer Belladonna-Essenz, auch Tollkirsche genannt, empfohlen.

KAPITEL 7: ALTERNATIVE VERFAHREN ZUR SENKUNG DES BLUTHOCHDRUCKS

In diesem Kapitel wirst du einige andere alternative Verfahren zur Senkung des Bluthochdrucks kennen lernen. Auch diese Therapieformen wirken schonend auf den Körper ein, sollten aber vorher mit dem behandelnden Arzt abgesprochen werden.

Heilfasten

Heilfasten senkt den Blutdruck nachweislich. Beim Heilfasten werden überschüssige Fetteinlagerungen abgebaut und mögliche Ursachen wie Dysfunktionen im Körper eliminiert. Durch die beruhigende und entschlackende Wirkung des Heilfastens wird das Hormon Adrenalin nur noch reduziert ausgeschüttet, was die Herzfrequenz senkt. Überschüssiges Kochsalz wird ausgeschieden und die Aktivität des peripheren Nervensystems wird reduziert. Während der Phase des Heilfastens können sich geschädigte Herzkranzgefäße regenerieren und durch den Abbau von Blutfett wird das Blutvolumen gesenkt.

Heilfasten sollte niemals ohne ärztlichen Beistand durchgeführt werden.

Ayurveda-Medizin

Die Ayurveda-Medizin ist eine in Indien seit Jahrhunderten etablierte Medizinform. Auch bei dieser Behandlungsform wird der Körper als Ganzes gesehen und nicht nur einzelne Symptome behandelt.

Zur Beginn der Ayurveda-Therapie wird der gesamte Körper gereinigt, entschlackt und von Belastungen befreit. Danach werden durch Anwendungen von Kräuteressenzen die Funktionen des Körpers wieder aufgebaut und stabilisiert. Auch hier gibt es verschiedene Methoden und Essenzen um Bluthochdruck zu lindern.

Aderlass

Die heutige Bezeichnung für Aderlass ist – Blutabnahme. Durch die Blutabnahme wird der Blutdruck auf ganz natürliche Weise und ohne einschränkende Nebenwirkungen gesenkt. Regelmäßiges Blutspenden wirkt sich also enorm positiv auf den Blutdruck aus.

Die Bachblütentherapie

Die Bachblütentherapie nach Dr. Edward Bach fokussiert vor allem mögliche emotionale, psychische und spirituelle Faktoren für eine Erkrankung. Die Ursache für eine Krankheit liegt dementsprechend nicht nur in äußeren Faktoren, sondern ist vor allem in den metaphysischen Bereichen des Individuums zu suchen. Dr. Edward Bach entwickelte eine Theorie über sieben verschiedene Gemütszustände, die es für den Patienten zu überwinden gilt. Nach seiner Auffassung ist die Krankheit ausschließlich durch den Willen und die Bemühungen des Patienten zu überwinden. Dieser muss die schädlichen Umstände, wie Stress, negative Emotionen oder Ängste überwinden und eine positivere Lebenssituation als Grundlage für Gesundheit schaffen. Bei Bluthochdruck sieht die Bachblütentherapie die Verwendung von Willow, Holly, Oak, Plu, Varvain, Aspen, Imatiens und Cherry vor.

KAPITEL 8: NATÜRLICHE HAUSMITTEL ZUR SENKUNG DES BLUTHOCHDRUCKS NACH KNEIPP

Auch aus der deutschen und europäischen Tradition der natürlichen Hausmittel gibt es einige Möglichkeiten Blutdruck auf schonende Weise zu lindern. Im Folgenden werden vier einfache natürliche Hausmittel zur Senkung des Bluthochdrucks vorgestellt. Diese Methoden sind auf Sebastian Anton Kneipp zurückzuführen, den Begründer der

Kneipp-Medizin. Er wurde 1821 in Bad Wörishofen geboren und war Priester und Naturheilkundler. Bis heute sind die von ihm entwickelten zumeist auf Wasser basierenden Anwendungen aufgrund ihrer Wirksamkeit beliebt.

Diese Anwendungen ersetzten eine ausführliche Beratung beim Arzt keinesfalls und sollten nur begleitend zur Medikation angewendet werden.

Fasten

Es gibt unglaublich viele Arten des Fastens. Vomkompletten Nahrungsverzicht bis hin zur temporären Einschränkung bestimmter Lebensmittel gibt es jede erdenkliche Zwischenform.

Nach Sebastian Kneipp reicht zur Optimierung des Herz-Kreislauf-Systems schon das achtsame, regelmäßige und gesunde Essen aus. Morgens sollte eine üppige Mahlzeit mit vielen Nährstoffen zu sich genommen werden, Mittags eine mäßige Portion und abends nur noch eine kleine Portion. Rohkost sollte nur bis 15 Uhr verzehrt werden und einen Hauptbestandteil der Mahlzeiten ausmachen. Tierische Produkte sollten maßvoll genossen werden. Die ausreichende Versorgung mit Wasser ist die Grundlage für den Erfolg des Fastens, da so Toxine ausgeschwemmt werden können.

Studien beweisen die Wirksamkeit des Fastens und die positiven Effekte auf den Körper und Geist.

Molketag

Der Molketag ist auch eine Art des Fastens. Dabei werden zum Frühstück und zum Mittagessen ein Dinkelbrötchen oder zwei Scheiben Knäckebrot ohne Belag verzehrt. Abends wird ein halbes Dinkelbrötchen oder eine Scheibe Knäckebrot empfohlen. Vor den Mahlzeiten wird eine Tasse Kräutertee getrunken und zu den Mahlzeiten ein halber Liter Molke. Zwischen den Mahlzeiten sollten mehrere Gläser Kräutertee getrunken werden. Dies unterstützt die Regeneration und Reinigung des Körpers ,was sich wiederum positiv auf den Blutdruck und das Herz-Kreislauf-System auswirkt.

Kaltes Armbad

Um eine kurzfristige Senkung der Schlagfrequenz des Herzens zu erreichen werden die Arme einige Minuten in kaltem Wasser gebadet. Dies entspannt und hat einen positiven Effekt auf den Blutdruck und das Herz-Kreislauf-System.

KAPITEL 9:

ZUSAMMENFASSUNG

Bei jedem Menschen ist der Blutdruck ganz individuell und von verschiedenen äußeren und inneren Faktoren beeinflusst. Ein durchschnittlicher Blutdruck liegt bei 140/90 und kann je nach Situation und Lebenslage davon abweichen ohne gesundheitsgefährdend zu sein. Für eine exakte Bestimmung des systolischen und des diastolischen Wert des Blutdrucks ist eine 24 Stunden andauernde Blutdruckmessung notwendig, um temporäre Beeinflussungen wie Koffein oder Anstrengung als Ursache für erhöhten Blutdruck auszuschließen.

Eine der häufigsten Ursachen für Bluthochdruck ist ein ungesunder Lebensstil. Der Konsum von Tabak, Alkohol in hohem Maße und ungesundem Essen, kombiniert mit zu wenig Bewegung wirkt sich einschränkend auf die Herzfunktion und die Gesundheit der Gefäße aus, was zu Bluthochdruck führt.

Auch eine unerkannte, falsch eingestellte oder nicht behandelte Diabetes-Erkrankung kann für Bluthochdruck ursächlich sein.

Durch langanhaltenden Bluthochdruck kommt es zu einer Verdickung der linken Herzkammer und Ablagerungen in den Gefäßen, was bis hin zu Herzinfarkt, Schlaganfall, Nierenversagen, Herzmuskelschwäche und Durchblutungsstörungen führen kann.

Schulmediziner verschreiben oftmals Medikamente wie ACE-Hemmer oder Beta-

Blocker mit etwaigen unschönen Nebenwirkungen.

Zusammenfassend ist festzuhalten, dass eine gesunde Ernährung, der eingeschränkte Genuss von Alkohol, der Verzicht auf Tabak und ausreichend sportliche Betätigung die beste Vorsorge und Behandlung des Bluthochdrucks sind.

Alternative Behandlungsweisen bieten die Kneipp-Medizin, Hausmittel, die Homöopathie und die traditionelle chinesische Medizin.

Auf langfristige Sicht kann man durch die Veränderung schädigender Lebensweisen seinen Blutdruck nachhaltig verbessern.

SCHLUSSWORT

Ich hoffe dieser Ratgeber konnte dein Wissen über die Bedeutung des Blutdrucks für deinen Körper und die für die Regulation und Stabilisierungnotwendigen Prozesse im Körper vertiefen.

Nachdem dieser Ratgeber dir nun allerhand Informationen über die natürlichen Möglichkeiten der Blutdrucksenkung geliefert hat, kannst du nun nach und nach deine Gesundheit durch die Beherzigung der Tipps verbessern.

Vielleicht hast du Gefallen an einigen Methoden zur natürlichen Senkung des Bluthochdrucks gefunden und möchtest sie ausprobieren. Es ist natürlich nicht sinnvoll heute alle deine Gewohnheiten zu ändern, das würde deinen Körper eher belasten, als heilen. Setze dich einige Zeit in Ruhe hin und schreibe dir auf welche Ziele du erreichen möchtest – das Rauchen aufgeben, die Ernährung umstellen, mehr Sport treiben und Akupunktur ausprobieren? Du könntest dir jede Woche eins deiner Ziele zur Hauptaufgabe machen und so innerhalb weniger Wochen schon einige Umstellungen erreichen.

Wichtig ist vor allem, dass du dich mit den Veränderungen wohl fühlst und deine Medikamente nicht von heute auf morgen absetzt. Dies sollte auch im Einverständnis mit einem Arzt geschehen.

Hoffentlich kannst du deine Gesundheit nachhaltig verbessern und ein symptomfreies Leben führen.

QUELLEN

Rosenthal, J. (1984). *Bluthochdruck.* (Kliniktaschenbücher). Berlin u.a.: Springer.

Genest, J. (1972). *Hypertension - 1972 / ed. by Jacques Genest ...*Berlin u.a.: Springer.

Ernst, E. (2005). Complementary/alternative medicine for hypertension: A mini-review. *Wiener Medizinische Wochenschrift,155*(17), 386-391.

Belz, G., Link, Reinhild, & SpringerLink. (2008). *Lebe Länger Und Gesünder Mit Freude Und Genuss (German Edition),* 1 online resource (159 p.).

Sibbritt, Davidson, Digiacomo, Newton, & Adams. (2015). Use of Complementary and Alternative Medicine in Women With Heart Disease, Hypertension and Diabetes (from the Australian Longitudinal Study on Women's Health). *The American Journal of Cardiology,115*(12), 1691-1695.

IMPRESSUM

Text: Copyright © 2018 by ALI KALAI TLEMCANI

Impressum:

ALI KALAI TLEMCANI

1 Complexe El hassani Immeuble Amal 2

90000 TANGIER

Marokko

Alle Rechte vorbehalten.

Nachdruck oder Kopieren, auch auszugsweise, ist ohne Erlaubnis des Autors nicht gestattet.

Foto: © S_L/ www.shutterstock.com

© Kaspars Grinvalds/ www.shutterstock.com

Wichtiger Hinweis:

Die in diesem Buch enthaltenen Informationen dienen ausschließlich informativen Zwecken und dürfen unter keinen Umständen als Ersatz für eine professionelle Beratung oder Behandlung durch ausgebildete und anerkannte Ärzte angesehen werden. Diese beinhalten keinerlei Empfehlungen bezüglich bestimmter Diagnose- oder Therapieverfahren. Die Inhalte dürfen niemals als eine Aufforderung zur Selbstbehandlung oder als Grundlage für Selbstdiagnosen und -medikation verstanden werden. Die Informationen spiegeln lediglich die Meinung des Autors wieder. Der Autor übernimmt für die Art oder Richtigkeit der Inhalte keine Garantie, weder ausdrücklich noch impliziert.

Sollten Inhalte des Buches gegen geltendes Recht verstoßen, dann bittet der Autor um umgehende Benachrichtigung. Die betreffenden Inhalte werden dann umgehend entfernt oder geändert.

Haftung für Links

Das Buch enthält Links zu externen Webseiten Dritter, auf deren Inhalte wir keinen Einfluss haben. Deshalb können wir für diese fremden Inhalte keine Gewähr übernehmen. Für die Inhalte der verlinkten Seiten ist stets der jeweilige Anbieter oder Betreiber der Seiten verantwortlich. Die verlinkten Seiten wurden zum Zeitpunkt der Verlinkung auf mögliche Rechtsverstöße überprüft. Rechtswidrige Inhalte waren zum Zeitpunkt der Verlinkung nicht erkennbar. Eine permanente inhaltliche Kontrolle der verlinkten Seiten ist jedoch ohne konkrete

Anhaltspunkte einer Rechtsverletzung nicht zumutbar. Bei Bekanntwerden von Rechtsverletzungen werden wir derartige Links umgehend entfernen.